어린이도 쉽게 할 수 있는

119
응급 처치
도감

편집부 펴

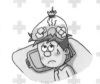

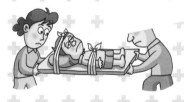
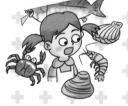

KB187492

지식서관

머리말

'앗, 손을 베었다!' '앗, 불에 데었다!!' 이럴 때, 언제나 어른이나 경험이 많은 의사 같은 사람이 옆에 있어 치료를 해 준다고는 할 수 없다. 게다가, 주위의 누군가가 가시에 찔렸다거나 코피를 흘리고 있어서 치료를 해 주어야 할 때가 있다.

그럴 때, 당황하지 않고 올바른 처치를 해 주기 위해서는 평소부터 남에게 의지하지 않고 자신이 할 수 있는 일은 자기 스스로 하도록 습관을 들여 놓는 것이 중요하다.

그런데, 처치나 치료를 잘못하면 증세를 더욱 악화시키는 경우도 있다. 그러므로 상처를 입거나 병이 났을 때는 먼저 이 책의 '차례' 난을 펼친 다음 맞는 페이지의 상황에 알맞은 치료 방법을 잘 숙지하고 나서 순서나 방법에 따라 침착하게 치료해 보자.

차 례

 머리 · 눈 · 귀 · 코 · 이 · 목

 손 · 발

배

피 부

온 몸

기 타

머리가 아플 때(두통)

사람의 몸은 상태가 좋지 않으면 먼저 머리와 배에 위험 신호가 옵니다.

두통이 날 때는 여러 가지 병을 생각할 수 있으나 머리만 지끈지끈 아픈 경우라면, 그렇게 걱정할 필요는 없습니다.

자, 이럴 때는 어떻게 해야 할까요?

1 우선 안정이 제일이므로 따뜻하고 조용한 방에서 편한 자세로 잠을 잔다.

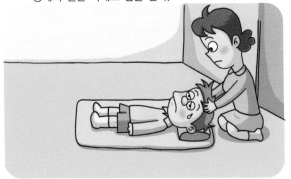

❷ 이마에 차가운 수건 등을 얹어 머리를 식힌다.

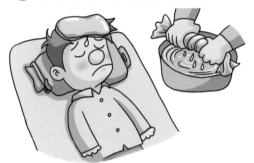

❸ 토했을 때는 옆으로 눕게 하여, 입이나 입 언저리를
    깨끗하게 한다.

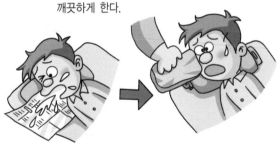

 두통과 함께, 열이 많이 나거나 토하거나 목줄기
가 뻣뻣하거나 손발이 마비되거나 의식이 없어지
거나 하는 따위의 증상이 있을 때는 빨리 병원으
로 가야 한다!

머리(목·등·가슴·허리)에 타박상을 입었을 때

부딪치거나 떨어지거나 넘어지거나 해서, 머리에 타박상을 입는 경우가 있습니다.

'혹 정도는…!' 하고 대수롭지 않게 생각했는데, '사실은 큰 부상이었다!' 는 경우도 있습니다.

자, 이럴 때는 어떻게 해야 할까요?

1 혹이 난 부분만 하지 말고 머리 전체를 얼음 찜질 한다. 그러나 상처가 났을 때는 세균의 번식을 돕게 되므로 금물!

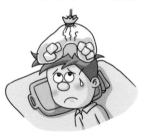

2 귀나 코·입 등에서 피나 맑은 진물이 나오면, 흐르는 쪽으로 얼굴을 돌리고 다른 부위로 들어가지 않도록 한다. 가제 같은 것으로 틀어막아 멎게 하면 세균 감염의 위험이 있으므로 그대로 놓아 둔다.

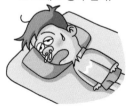

③ 구역질이 날 때는 토한 것이 막히지 않도록 얼굴을 옆으로 돌린다.

④ 경련이 일어났을 때는 무리하게 짓누르거나 하지 말고 손수건 같은 것을 뭉쳐 입에 물리고 안정시킨다.

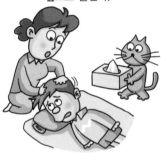

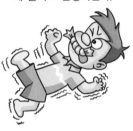

⑤ 다친 사람을 옮길 때는 사람과 목이 흔들리지 않도록 고정시킨다.

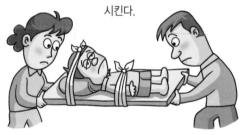

높은 열이 나거나 구토와 경련이 일어났을 때, 또는 투명한 액체가 나올 때는 빨리 병원으로 옮겨야 한다!

목을 맞았을 때

1 내출혈이 진행되는 것을 멎게 하기 위해 맞은 부위를 얼음 찜질 한다.

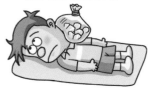

2 출혈이 있는 경우도 있는데, 그 때는 상처 위를 가제 따위로 눌러서 지혈시킨다.

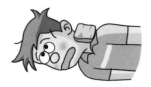

3 눕힐 때는 몸을 수평으로 하고 베개는 절대로 사용하지 않는다.

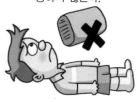

4 옮기거나 할 때는 머리를 다쳤을 때와 마찬가지로 고정시킨다.

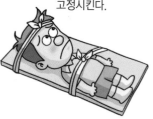

목에는 숨통과 식도, 신경 따위가 집중되어 있어 매우 중요한 부위이다. 타박상을 입었을 때는 지체하지 말고 병원으로 가야 한다!

등을 맞았을 때

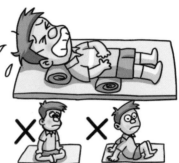

1 딱딱한 널빤지 같은 것 위에 등골의 자연스러운 곡선이 유지되도록 목이나 허리 밑에 베개 따위를 놓고, 위를 보게 해서 눕힌다. 앉거나 허리가 굽혀지는 자세는 안 된다.

2 이동시킬 때는 목도 함께 고정시켜서, 눕힌 널빤지 채로 흔들리지 않도록 조심스럽게 옮긴다.

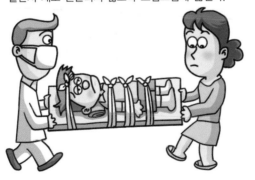

가슴을 맞았을 때

1 얼음 찜질을 한다.

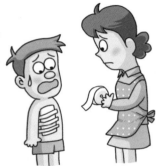

2 이불을 포개어 기대어 눕는 안정된 자세로 눕히는데, 아픈 쪽 가슴을 아래쪽으로 가게 한다.

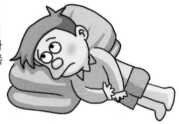

 가슴에 타박상을 입었을 때는 골절이나 호흡 곤란의 위험이 있으므로 지체없이 병원으로 가야 한다!

허리를 맞았을 때

① 넓은 천이나 탄성 붕대 따위로 허리를 감싸듯이 고정 시켜서 움직이지 않게 한다.

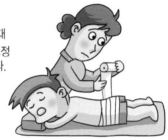

② 내출혈이나 부어오르지 않도록 얼음 찜질을 하고 안 정시킨다.

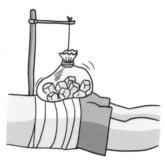

 허리에 타박상을 입었을 때는, 혹시 발이 마비되 거나 하면 급히 병원으로 가야 한다!

뇌빈혈일 때

하품이 나면서 현기증이 나는 것은 뇌빈혈의 징조라고 합니다.

게다가 으스스 춥고, 진땀이 나거나 손발이 차가워지거나 안색이 창백해지는 것도 그 징조이고, 위험 신호라고 합니다.

자, 이럴 때는 어떻게 해야 할까요?

징조가 나타났을 때

1 똑바로 누워 안정을
취한다.

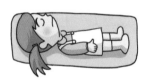

2 천천히 심호흡을 한다.

자, 숨을
깊이 들이
쉬고….

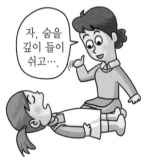

의식을 잃었을 때

1 똑바로 눕힌 뒤 발을
높게 한다.

2 호흡이 곤란한 듯해 보일
때는 머리를 수평이 되게 하
거나 약간 높게 한다.

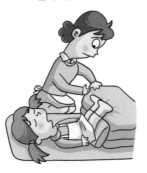

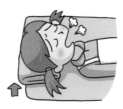

눈에 티끌이 들어갔을 때

눈에 티끌이 들어가면 따끔따끔하고 쓰려서 견디기 힘듭니다.

아주 작은 티끌은 눈물과 함께 코를 통해 나와 버립니다. 하지만 좀 큰 티끌이 눈에 들어갔다면 문제가 다릅니다.

자, 이럴 때는 어떻게 해야 할까요?

1 한동안 조용히 눈을 감고 눈물을 흘려 티끌이 함께 씻겨 나오도록 한다.

2 세면기에 깨끗한 물을 가득 담아 얼굴을 대고 눈을 깜빡거려 씻어 낸다.

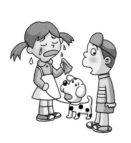

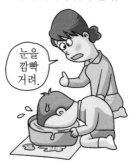

눈을 깜빡 거려.

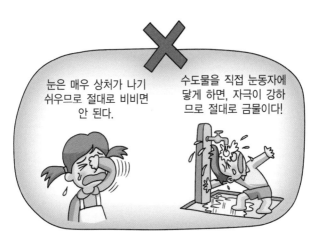

눈은 매우 상처가 나기 쉬우므로 절대로 비비면 안 된다.

수도물을 직접 눈동자에 닿게 하면, 자극이 강하므로 절대로 금물이다!

✚눈을 씻어도 티끌이 나오지 않을 때는 다른 사람에게, 눈꺼풀을 젖혀서 물에 적신 면봉이나 가제로 닦아 닦아내거나 빨아들이게 한다.

귀에 벌레가 들어갔을 때

야영을 할 때나 해수욕장 등에서, 불빛을 보고 몰려드는 벌레들이 귓가에서 윙윙거려 깜짝 놀라는 일이 있죠?

그런데, 그 벌레가 귀 속으로 들어가 버린다면!

자, 이럴 때는 어떻게 해야 할까요?

① 방 안을 어둡게 하고 귓볼을 잡아당긴 후, 손전등을 비춰서 안에 있는 벌레를 유인해 낸다.

② 귀 속으로 담배 연기를 불어 벌레를 몰아낸다.

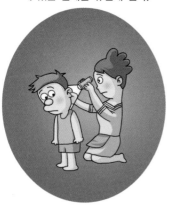

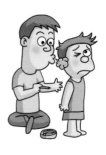

❸ 올리브 기름이나 알코올을 몇 방울 귀 속으로 떨어뜨려 벌레를 죽인 후 핀셋 따위로 집어낸다.

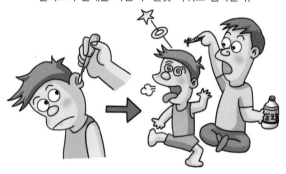

✚귀 속에서 벌레가 날뛰기 시작하면 머리가 몹시 아프므로, 그럴 때는 벌레를 죽이는 방법이 좋다.

 귀 속은 좁고 어두워서 잘 보이지 않을 뿐만 아니라, 핀셋 따위로 무리하게 집어내려 하면 점점 더 안쪽으로 들어가기 쉬우므로, 잘 나오지 않거나 집어내기 어려울 때는 지체 말고 병원으로 가야 한다!

코피가 나올 때

코를 부딪쳤을 때뿐만 아니라, 아침에 일어나면 "아! 코피가!"

이럴 때 흔히 목덜미를 두드리지만, 피는 잘 멈추지 않습니다. 그리고 피가 너무 많이 흐르면 뇌빈혈을 일으키는 경우도 있으므로 주의가 필요합니다.

자, 이럴 때는 어떻게 해야 할까요?

1 안경이 걸리는 바로 아랫부분을 손가락 끝으로 좌우를 꼭 쥔다.

2 그래도 피가 멎지 않으면, 가제 따위의 공기가 잘 통하는 것을 콧구멍 안쪽으로, 넘어가지 않을 정도의 크기로 뭉쳐서 넣는다. 그렇게 하고 1시간 정도 있으면 괜찮다.

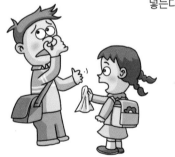

❸ 윗몸을 45도 정도로 구부려서, 출혈 장소를 심장보다 높게 한다. 그렇게 하고 있으면 목구멍으로 들어간 피도 토해내기 쉽다.

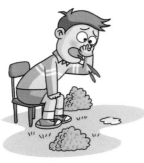

❹ 피가 멎으면 소금물로 입을 가신다. 식도를 통해서 내려간 피가 위에 괴어 구역질이 나는 경우가 있으므로, 입안을 시원하게 한다.

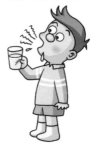

코에 뭐가 박혔을 때

"무엇하러 콧구멍에 그런 것을 넣지?" 하고 이상하게 생각하겠지만 의외로 어린이들에게서 비슷한 사고가 많이 생깁니다.

코로 들어간 것은 시간이 지날수록 점점 더 **빼내기** 어렵게 되니까 큰일!

자, 이럴 때는 어떻게 해야 할까요?

1 양쪽 콧구멍을 한껏 넓혀 숨을 크게 들이쉬고는 코를 풀 때처럼 세게 내쉰다. 막히지 않은 쪽을 누르거나 너무 세게 여러 번 되풀이하면 귀의 고막이 파열되는 경우가 있으므로 주의할 것!

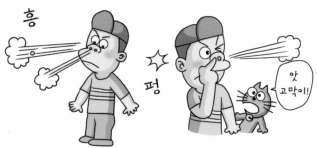

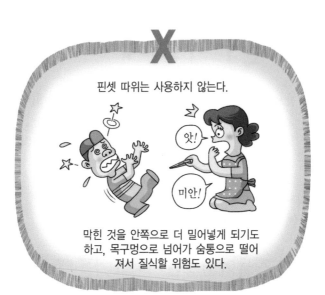

핀셋 따위는 사용하지 않는다.

막힌 것을 안쪽으로 더 밀어넣게 되기도
하고, 목구멍으로 넘어가 숨통으로 떨어
져서 질식할 위험도 있다.

충치가 아플 때

참으로 놀라운 일입니다. 10세 이상의 사람 100명 가운데 약 97명이 충치라고 합니다.

게다가 충치 때문에 병원을 가는 사람보다 가지 않는 사람들이 더 많다고 합니다.

그러니까 갑자기 이가 아프다고 하는 사람이 많은 것도 이상한 일이 아니죠.

자, 이럴 때는 어떻게 해야 할까요?

찬물이 닿으면 시리고 아플 때

1 충치와 그 주위에 낀 음식물 찌꺼기를 이쑤시개 따위로 살짝 긁어낸다.

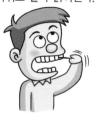

2 중조를 녹인 물로 잘 씻어낸 후 충치의 구멍이나 틈 사이에 중조 가루를 채워넣으면 통증이 덜해진다.

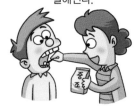

뜨거운 물이 닿으면 시리거나 아플 때

① 떨어져나가기 시작한 충치를 바늘 따위로 제거하면, 안에 괴어 있던 고름이 나와서 통증이 덜해진다.

② 물로 양치질을 하거나 얼음을 입에 물고 있거나, 바깥에서 얼음 찜질을 하면 효과가 있다.

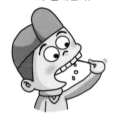
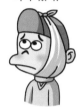

무엇이든 씹기만 해도 아플 때

① 붕산수를 2퍼센트 정도로 묽게 타서 양치질을 하고, 잇몸이 부어 있는 곳에는 옥도정기나 머큐로크롬을 발라 둔다.

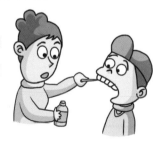

목이 아플 때

크게 소리를 질렀을 때도 목이 아프지만 원인의 대부분은 감기일 때가 많습니다.

그러므로 우선 양치질을 하는 것이 제일입니다. 그렇지만······.

자, 이럴 때는 어떻게 해야 할까요?

1 미지근한 소금물이나 보리차, 병원에서 주는 양치질용 약 따위로 하루 3~4회 양치질을 한다.

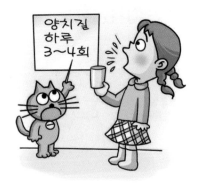

② 심하게 아플 때는 몸을
따뜻하게 하고 푹 잔다.

③ 목이 아플 때는, 그 부분
에 얼음 찜질을 하고 푹 잔다.

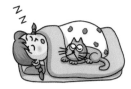

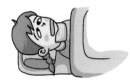

X

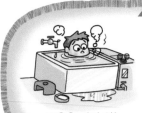

목욕은 하지 않는
것이 좋다.

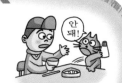

안
돼!

식사 때 고춧가루나 후
춧가루 같은 자극성 있
는 것은 먹지 않는다.

╋ 물을 마시는 것조차 괴로울 때가 있는데, 그런 경
우에는 물을 마시지 않아 몸 안에 수분이 모자라
서 탈수 증상이 생기게 되므로, 1리터 정도의 미
지근한 물에 소금 한 숟가락과 중조 반 숟가락을
타서, 몇 번에 나누어서 마시게 한다.

목에 생선 가시가 걸렸을 때

생선회나 살코기는 그렇지 않지만 생선구이는 먹기가 무척 힘듭니다.

아무 일 없이 말끔히 먹어치웠을 때는 만세를 부르고 싶은 기분이지요!

귀찮아서 그대로 꿀꺽 삼켜 버리다가 가시가 목에 걸려 "앗, 따거워!" 하는 경우가 많습니다.

자, 이럴 때는 어떻게 해야 할까요?

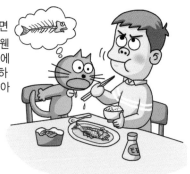

1 목에 가시가 걸리면 따끔거리기는 하지만, 웬만한 것은 모르는 사이에 넘어가 버리므로 무리하게 뽑아내려고 하지 않아도 된다.

✚그러나, 도미와 같은 생선의 억센 뼈가 목에 걸려 통증이 심할 때는 이비인후과 병원으로 빨리 가 보도록 한다.

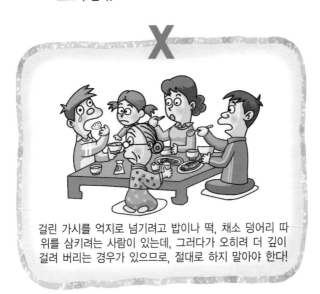

걸린 가시를 억지로 넘기려고 밥이나 떡, 채소 덩어리 따위를 삼키려는 사람이 있는데, 그러다가 오히려 더 깊이 걸려 버리는 경우가 있으므로, 절대로 하지 말아야 한다!

목구멍이 막혔을 때

급히 먹거나 입에 물고 있던 것이 목에 걸려 켁켁!
또, 겨울철에 떡을 먹다가 그 떡이 목에 걸려 생명을
잃었다는 할아버지와 할머니 들의 이야기가 가끔 신문
에 나기도 하지요!
자, 이럴 때는 어떻게 해야 할까요?

1 어린아이의 목에 무엇이
걸렸을 때는 몸통을 거꾸로
해서 껴안고, 등 위쪽을 세게
두드려서 토하게 한다.

2 어른인 경우에는 머리를
가슴보다 낮게 구부리게 하고,
역시 등 위쪽을 세게 두드려서
토해내게 한다.

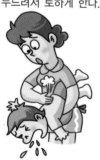

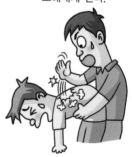

떡이 목에 걸렸을 때

나이가 많은 사람들은 삼키는 힘이 약하기 때문에,
떡을 먹다가 목에 걸리는 경우가 종종 있다.
할아버지 할머니에게 그런 일이 있을 때!

1 떡이 손가락 끝에
걸릴 때는 손가락을 집
어넣어 끄집어낸다.

2 입 안에 손가락을 넣
어, 헛바닥 안쪽을 눌러
토해내게 한다.

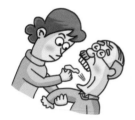 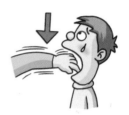

+ 입 안에 손가락을 넣을 때는 물려서 상처가
  나지 않도록, 손가락에다 손수건 같은 것을
  감는다. 또, 목구멍의 근육은 자극을 받으면
  오므라들어 점점 더 위험해지므로, 긴급할
  때에만 손가락을 넣도록 한다.

까졌을 때 · 베었을 때

따끔거려서 들여다보았더니 까져 있었다…는 경우가 더러 있지요?

비록, 조그마한 상처라도 곪는 경우가 있습니다. 그러므로 아프지 않아도 치료는 해야 합니다.

자, 이럴 때는 어떻게 해야 할까요?

1 치료를 하는 사람은 비누 따위로 손을 깨끗이 씻는다.

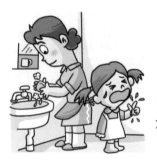

2 상처를 물로 깨끗하게 씻는다. 수도물로 직접 씻으면 자극이 심하다.

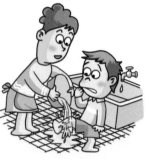

❸ 상처가 더러울 때는 가제
에 옥시돌이나 옥도정기 따위
의 소독약을 듬뿍 묻혀, 상처를
문지르지는 말고 가제의 소독
약을 짜서 떨어뜨리듯이 해서
씻어낸다.

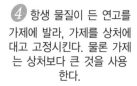

❹ 항생 물질이 든 연고를
가제에 발라, 가제를 상처에
대고 고정시킨다. 물론 가제
는 상처보다 큰 것을 사용
한다.

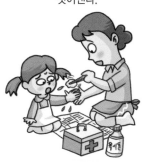

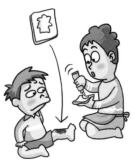

베었을 때

1 출혈이 심할 때는 먼저 지혈을 하고 나서 상처를 치료한다.

2 상처의 소독은 까졌을 때(찰과상)와 같이 한다.

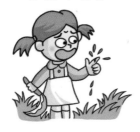

3 상처가 조그마할 때는 1회용 반창고를 붙여 둔다.

4 상처가 벌어져 있을 때는 상처에 가제를 댄 채로 병원으로 가서 꿰매야 한다.

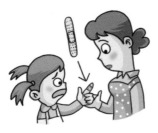

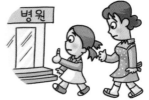

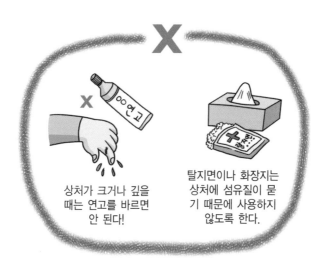

상처가 크거나 깊을 때는 연고를 바르면 안 된다!

탈지면이나 화장지는 상처에 섬유질이 묻기 때문에 사용하지 않도록 한다.

특히 어린이가 손가락이나 발가락 등을 날카로운 칼 등으로 깊이 찔리거나 베었을 때는 지체없이 '미세 접합 전문 병원'으로 가야 한다. 어린이의 경우에는 신경이 손상되어 손가락이 자라지 않을 수 있기 때문이다.

지혈법

인간의 혈액 양은 그 사람 체중의 약 8퍼센트! 그 중의 3분의 1이 없어지면 생명이 위험합니다!
출혈이 심할 때는 지혈을 하면서 급히 병원으로 가야 합니다.

상처가 클 때

① 상처에 가제를 살며시 눌러 대고 그 위에다 가제를 다시 감는다.

② 피가 배어나오면 다시 새 가제를 덧대어 감는다.

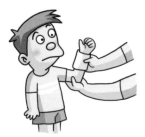
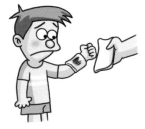

상처가 작을 때

1 상처에 가제를 덮고 살며시 누르고 있다가, 피가 스며 나오면 그 위에 가제를 포개어 대고 다시 누른다.

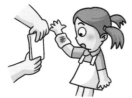

2 출혈이 멎으면, 그 가제 위에 붕대를 감는다.

멈췄다, 멈췄다!

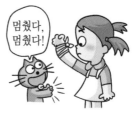

3 어느 경우에나 상처를 머리보다 높게 하면, 통증도 덜하고 지혈도 빨리 된다.

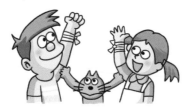

가시가 박혔을 때

따끔거려서 자세히 보면 "앗, 가시가!" …이런 경우가 흔히 있죠?

눈에도 잘 보이지 않는 조그마한 것이라면 애써 뽑아내지 않아도 저절로 빠져 버리지만, 가시 끝이 밖으로 나와 있으면 역시 뽑아내는 편이 좋겠지요.

자, 이럴 때는 어떻게 해야 할까요?

1 찔린 곳을 옥시돌 따위의 소독약으로 깨끗이 소독한다.

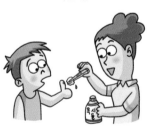

2 족집개로 가시가 박힌 각도와 같은 각도로 뽑아낸다.

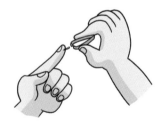

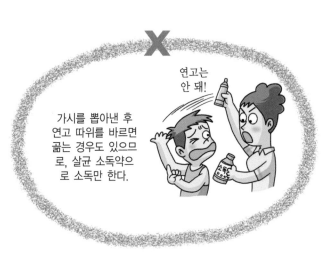

✚ 깊이 박힌 가시나 바늘, 낚시 바늘 따위에 찔렸
   을 때는 무리하게 뽑으려 하지 말고 병원을 찾
   도록 하자.

유리가 박혔을 때

유리는 칼날처럼 예리해서 잘 베이고, 찔리기도 합니다.

그러므로, 유리가 깨졌을 때는 전기 청소기나 점착 테이프로 깨끗하게 조각을 치워야 합니다. 그리고 상처를 입었을 때는 먼저 치료를 해야 합니다!

자, 이럴 때는 어떻게 해야 할까요?

조그마한 파편이 박혔을 때

1 조그마한 파편이 박혔을 때는 핀셋 따위로 당장 뽑아낸다.

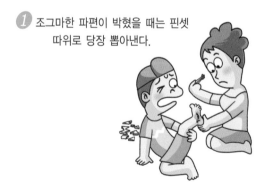

미세한 조각이 상처에 많이 붙어 있을 때

1 옥시돌의 거품으로
조각을 뜨게 한다.

2 뜨게 한 조각을
물로 씻어낸다.

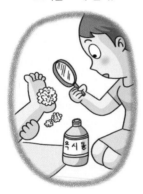 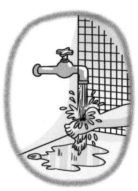

✚ 조각을 제거한 뒤에는 베었을 때와 똑같은
치료를 한다.(36페이지)

발뒤꿈치에 물집이 생겼을 때

새로 산 신발이나 약간 작은 구두를 신고 걸으면, 발 뒤꿈치가 부르터서 물집이 생기지요?

그럴 때는 걷기 힘들 뿐만 아니라 쓰리고 아파서, "이제 도저히 걷지 못하겠어!" …하는 지경에 이르고 맙니다.

자, 이럴 때는 어떻게 해야 할까요?

① 발을 깨끗하게 한다.

② 불로 소독한 안전핀 따위로 물집 아래쪽을 살짝 찌른다.

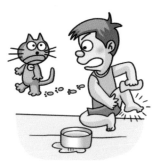

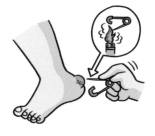

③ 물집 안의 물을 지그시 눌러서 빼낸 후, 구급 반창고를 붙인다.

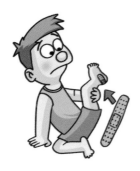

④ 물집을 절대로 터뜨리지 않는다.

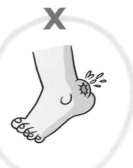

⑤ 물집이 저절로 터지면, 소독을 하고 가제를 대어 고정시킨다.

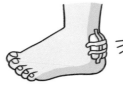

못을 밟아 상처가 났을 때

못을 밟으면, 상처는 작지만 깊이 박히는 것은 위에서 체중이 누르기 때문입니다.

너무 세게 밟으면, 발등으로까지 뚫고 올라오는 경우도 있습니다.

자, 이럴 때는 어떻게 해야 할까요?

1 상처가 난 자리는 작아도 안으로 깊숙이 상처가 나 있으므로 큰 상처와 마찬가지로 상처 주위도 옥시돌 따위로 정성을 들여 소독한다.

2 곪을 위험도 있으니까 연고는 바르지 말고, 가제를 대고 붕대를 감는다.

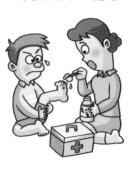

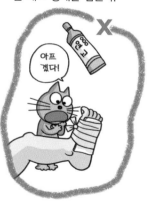

아프겠다!

❸ 못이 뽑히지 않을 때는, 억지로 뽑으려 하지
말고 그대로 소독만 하고 병원으로 간다.

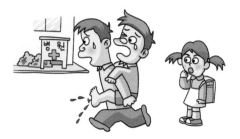

 녹이 슨 못에 찔렸을 때는 상처가 작아도 파상풍
의 위험이 있으므로, 반드시 병원을 찾아가 파상
풍 예방 주사를 맞아야 한다.

손톱이 벗겨졌을 때

손톱이 벗겨지면, 손끝이 잘려 나간 것처럼 몹시 아픕니다. 통증이 가라앉아도 손가락 끝이 허전해서 이상한 느낌을 줍니다.

나무나 철봉에 매달려 있다가 내리려고 했을 때, 길게 자란 손톱이 걸려서 그만······.

자, 이럴 때는 어떻게 해야 할까요?

1 손톱이 젖혀져 벗겨지려고 할 때는 손톱을 본래대로 꼭 눌러서 붙여 놓는다.

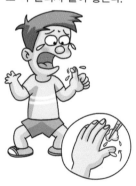

2 소독한 후에 가제를 대고 붕대를 감는다.

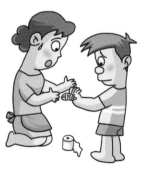

❸ 화농성 염증(생인손)을 일으
키는 경우도 있으므로, 병원에서
치료를 받도록 한다.

❹ 손가락 끝을 머리보다
높게 치켜들고 있으면 통증
이 좀 가라앉는다.

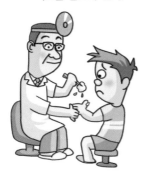

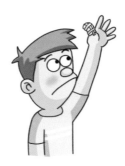

손가락을 삐었을 때

흔히 손가락을 삐었다고 하면, "뭘 그까짓 것 괜찮아."…라고 생각할지 모르지만, 알고 보면 '그까짓 것'이 아닙니다.

왜냐 하면, 그것은 손가락 뼈에 이상이 생긴 것이기 때문입니다.

자, 이럴 때는 어떻게 해야 할까요?

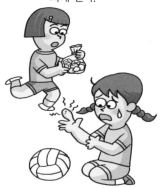

① 얼음 찜질로 삔 곳을 차게 한다.

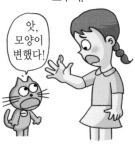

② 삔 손가락을 잡아당기며 그냥 찜질만 하면, 손가락 모양이 변형된 채로 낫는 경우가 있으므로 요주의!

앗, 모양이 변했다!

여러 가지 얼음 찜질

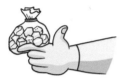

수건 따위를 물에 적시
거나 얼음을 싸서 환부
에 대는 방법.

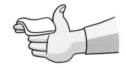

드라이아이스와 같은
차가운 것을 대고 찜질
을 하는 방법.

약국에서 파는 찜질
약으로 찜질을 하는
방법

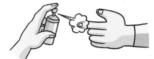

순간 냉각 스프레이로
찜질하는 방법

통증이 심할 때는 탈구, 골절, 힘줄이 끊어지는 따
위의 우려도 있으므로 빨리 병원으로 가야 한다!

관절을 삐었을 때

"앗, 발을 삐었다!"고 하는 것은, 관절 둘레의 조직이 상해서 일어나는 증상입니다.

반대쪽은 별로 아프지 않은데, 삔 쪽으로 구부리면 대단히 아픕니다. 게다가 삔 곳이 붓거나 내출혈로 검붉게 되거나…….

자, 이럴 때는 어떻게 해야 할까요?

① 통증이 남아 있는 동안에는 얼음 찜질을 계속한다.

② 부목을 대고 삔 곳을 고정시킨다(1주일~10일 정도 계속한다). 이 때, 삔 쪽과는 반대쪽으로 약간 구부려서 고정시키면 덜 아프다.

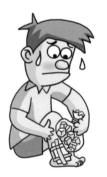
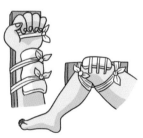

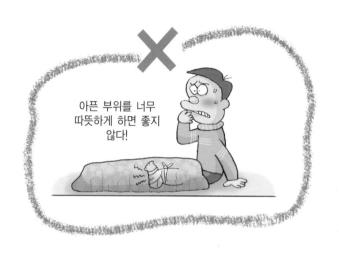

아픈 부위를 너무
따뜻하게 하면 좋지
않다!

통증이 심하다, 통증이 오래 계속된다, 심하게
붓는다, 보통 이상으로 관절이 움직인다는 증상
일 때는 골절이거나 인대가 끊어졌을지도 모르므
로, 지체없이 병원을 찾아가야 한다!

어깨가 빠졌을 때(탈구)

"아, 어깨가 빠졌다!!"는 것은 골절의 뼈가 정상적인 위치에서 퉁겨나와 일어나는 탈구입니다.

탈구가 되면, 갑자기 몹시 아프고 어깨가 움직이지 않게 됩니다. 게다가, 관절이 공처럼 둥글게 부어오르는 경우도 있습니다.

자, 이럴 때는 어떻게 해야 할까요?

1 탈구된 관절에 얼음찜질을 하고 부목을 대어 고정시킨다.

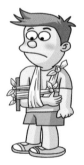

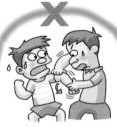

퉁겨나온 관절을 억지로 본디대로 맞추려 하면, 골절이 되거나 신경을 상하게 하는 경우도 있으므로, 병원에서 치료를 받도록!

✚자주 탈구가 되는 사람은 병원에서 근본적인 치료를
받아, 습관성을 고치도록 해야 한다!

부목 대는 방법

구부러진 상태로 골절되어
있는 경우도 있으므로, 무
리하게 펴려 하지 말고, 그
대로의 상태로 고정시킨다.

발뒤꿈치나 발등과 같은
다루기 어려운 곳은, 얇은
방석이나 두꺼운 담요를
감고 동여맨다.

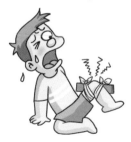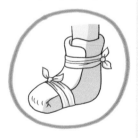

✚신속하게 고정시키고, 병원을 찾아가서 치료를 받자.
✚부목은 상처가 생긴 곳의 관절 양쪽의 길이보다 더
긴 것을 사용한다.

골절이 되었을 때

골절이란 "뼈가 부러지는 것"입니다!

골절이 되면 격심한 통증과 부러진 부위가 부어오르는 것은 물론, 출혈이나 내출혈이 있거나 피부색이 변하기도 합니다.

자, 이럴 때는 어떻게 해야 할까요?

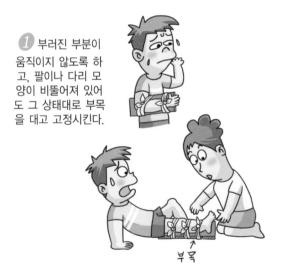

1 부러진 부분이 움직이지 않도록 하고, 팔이나 다리 모양이 비뚤어져 있어도 그 상태대로 부목을 대고 고정시킨다.

부목

❷ 상처가 있거나 출혈이 있을 때는 가제 따위로
  상처를 덮고 붕대를 감아 지혈을 시킨다.

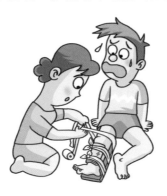

 가능한 범위의 고정이 끝나면, 지체없이 정형
외과 병원으로 가야 한다!

근육통이 일어났을 때

달리기를 하다가 갑자기 넓적다리의 근육이 아파서 달릴 수 없게 될 때가 있습니다.

만져 보면 쑥 들어가고 몹시 아픕니다. 그것은 큰일! 근육통이 일어난 겁니다!

자, 이럴 때는 어떻게 해야 할까요?

① 억지로 걸으려 하지 말고 다른 사람에게 의지해서 집이나 병원으로 간다.

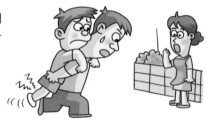

② 근육통이 일어난 곳을 수건 따위로 묶어 움직이지 않게 한다.

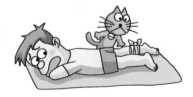

❸ 통증이 계속되는 동안은
얼음 찜질을 계속한다.

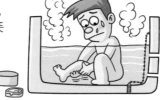

❹ 통증이 가라앉으면,
근육통이 난 부분을 따뜻
하게 한다.

발에 쥐가 났을 때

준비 운동을 하지 않고 갑자기 달리거나 헤엄치거나 하면, "앗, 앗, 발에 쥐가 났다!"

이렇게 근육이 딱딱하게 굳어지며 쥐가 나는 수가 흔히 있지요.

그 중에서도 가장 위험한 것은, 발이 닿지 않는 깊은 물 속에서 발에 쥐가 났을 때입니다!

자, 이럴 때는 어떻게 해야 할까요?

1️⃣ 쥐가 난 발의 엄지발가락을 앞쪽으로 세게 잡아당기고, 통증이 가라앉기를 기다린다.

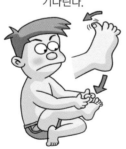

2️⃣ 쥐가 난 곳을 수건 따위로 감아서 따뜻하게 하고, 잘 주무른다.

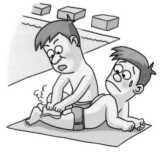

물 속에서 쥐가 났을 때

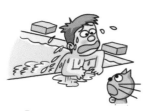

① 곧바로 물에서 나오거나 몸을 구부려, 수면에 떠 있도록 한다.

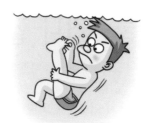

② 숨을 크게 들이쉬고, 왼쪽 페이지의 ①에서 설명한 것처럼 한다.

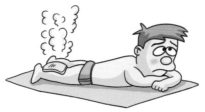

③ 한번 쥐가 난 곳은 다시 재발하는 경우가 많으므로, 왼쪽 페이지의 ②처럼 하고 한참 동안 쉰다.

개나 고양이에게 물렸거나 할퀴었을 때

"그렇게 나를 좋아했는데 이럴 수가…?" 하는 경우가 있지요?

개의 이빨이나 고양이의 발톱에는 여러 가지 병원균이 우글우글합니다. 그러므로 치료는 상처뿐만 아니라, 병원균에 대한 것도 생각해야 합니다.

자, 이럴 때는 어떻게 해야 할까요?

고양이에게 물렸을 때

① 상처 난 자리를 물로 잘 씻어내어 깨끗하게 한다.

② 조그마한 할퀸 자국도 빠뜨리지 말고 모조리 소독약으로 소독한다.

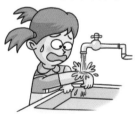 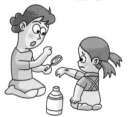

개에게 물렸을 때

1 상처에는 개의 침이 묻어 있으므로, 물이나 소독력을 가진 비누로 깨끗이 씻어낸다.

2 상처 난 자리는 작아도 상처가 깊을 경우도 있으므로, 상처 둘레를 옥시돌 따위의 소독약으로 깨끗이 닦아낸다.

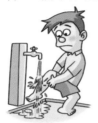 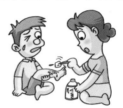

✚ 개에게 물렸을 때는 광견병의 위험도 있으므로, 반드시 병원에 가서 소정의 검사와 치료를 받아야 한다. 문 개도 가축 병원으로 데리고 가서 광견병 검사를 받아 보는 것이 좋다.

뱀에게 물렸을 때

뱀에게 물린다는 것은 그리 흔한 일이 아닙니다.

하지만, 만일 물렸다면…! 그것이 독사였다면…! 생명이 위험합니다!!

그러므로, 일단 물렸을 때는 '독사' 라고 생각하고 행동할 필요가 있습니다.

자, 이럴 때는 어떻게 해야 할까요?

1 피가 심장으로 가지 않도록 상처 난(물린) 곳에서 심장 쪽의 혈관을 꼭 묶는다.

2 물린 곳을 입으로 피와 함께 독을 빨아내고, 뱉어낸 후 양치질을 한다.

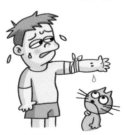

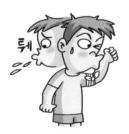

❸ 심하게 부어오르면, 그 부분을 칼로 배어 피와 함께 독이 흘러나오게 한다.

❹ 응급 처치가 끝나면 상처에 얼음 찜질을 하고, 지체없이 병원으로 가서 치료를 받는다.

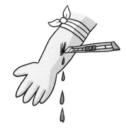

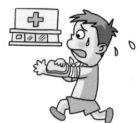

X

몸에 독이 퍼지므로 가능한 한 돌아다니거나 움직이지 않도록 한다.

돌아 다니지 마!

왓

독사에게 물리면 혈청이 필요하다! 지체하지 말고 빨리 병원으로 가야 한다!

과음·과식으로 괴로울 때

명절 같은 날 맛있는 음식을 먹고, "그만 과식을 해서… 과음을 해서… 혼이 났다!"

흔히 있는 일이지만 폭음·폭식은 급성 위염이나 장염의 원인이 됩니다.

오늘은 내 생일 파티… "과식을 해서! 과음을 해서!"

자, 이럴 때는 어떻게 해야 할까요?

1 속이 몹시 거북하면, 목구멍 안쪽으로 손가락을 넣어 혀 뿌리 근처를 눌러 먹은 것을 모두 토해내 버려, 위를 비운다.

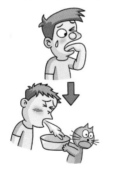

2 토해낸 뒤에는 양치질을 해서 입 안을 개운하게 한다.

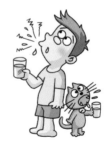

❸ 될 수 있는 대로 하루쯤 굶어 배를 편안하게 한다.

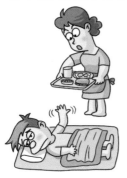

❹ 1~2일 굶은 후에는 수프나 미음 따위의 유동식→묽은 죽 따위의 반 유동식→걸쭉한 죽 따위의 연식→보통식처럼, 식사를 점차적으로 바꾸어 나간다.

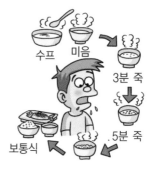

수프　미음

3분 죽

5분 죽

보통식

설사가 날 때

소화 불량, 식중독, 이질이나 티브스 따위의 전염
병…!

'설사'라고 해도 원인은 여러 가지가 있지요.

그러므로 횟수나 변의 상태 따위 외에, 몸 전체의 상
태도 잘 살펴야 합니다.

자, 이럴 때는 어떻게 해야 할까요?

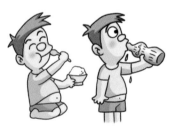

설사의 원인이 폭식이나 폭음,

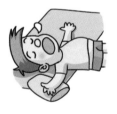

배를 차갑게 하고 자서
배탈이 난 것

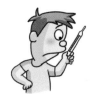
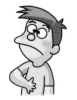
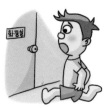

따위의 간단한 것
으로서 열이 없고

토하지도 않는다면
걱정할 것 없다.

또, 설사의 횟수가
많고

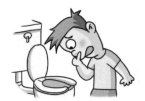

이상한 변이 나와도, 몸 전체의 건강이 괜찮으면
갑자기 상태가 나빠지는 일은 없다.

✚환자의 기침이나 가래로 전염되는 되는 병 – 백일해, 홍역,
　　　　　　　　　　　　　　　　유행성 이하선염, 풍진
✚입으로 전염되는 병 – 이질, 장티푸스
✚모기에게 물려 전염되는 병 – 일본뇌염, 말라리아
✚상처로 전염되는 병 – 파상풍, 회저, 패혈증

설사가 심하게 날 때는 이질 따위의 전염병의 우려
도 있으므로 지체없이 병원으로 가야 한다!
횟수가 적어도 열이 있고 힘이 없어 축 늘어지고,
기분이 좋지 않을 때도 역시 서둘러 병원으로!

토할 때(구토) 1

구토는 먹은 것을 토해내는 것뿐만 아니라, 그와 동시에 침이 갑자기 많이 나오거나 안색이 창백해거나 식은땀이 나거나 호흡이 고르지 못하거나 맥박에 이상이 생긴다는 따위의, 전신에 영향이 미치게 됩니다.

자, 이럴 때는 어떻게 해야 할까요?

1️⃣ 옷을 헐렁하게 하고 편안하게 눕힌다.

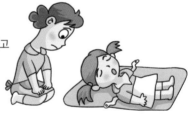

2️⃣ 토한 것을 되삼키거나 숨이 막히지 않도록 얼굴을 옆으로 돌린다.

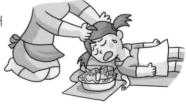

❸ 입 안이나 입 언저리를 깨끗하게 해서 기분을 진정시킨다. 배에 얼음 주머니를 대면 기분이 좋아진다.

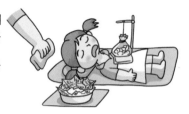

❹ 목이 마를 때는 입 안을 양치질하고 얼음 조각을 입에 넣고 있으면 기분이 좋아진다. 어린이나 나이 많은 사람은 탈수 증상이 일어나기 쉬우므로, 수분을 섭취하게 하는 것이 중요하다.

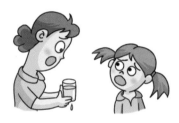

 구토를 일으키게 하는 병은 여러 가지가 있다. 계속해서 그치지 않을 때나 구토와 함께 다음 페이지에 열거한 것과 같은 증상이 있을 때는 지체 말고 병원으로! 이 때, 토한 것을 의사에게 보여 준다.

토할 때(구토) 2

구토를 일으키게 하는 병은 여러 가지가 있습니다. 계속해서 그치지 않을 때나 구토와 함께 다음에 열거한 것과 같은 증상이 있을 때는 지체 말고 병원을 찾아가야 합니다!

이 때, 토한 것을 의사에게 보여 줍니다.

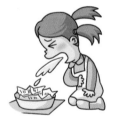

구토가 날 때 배의 상태는?

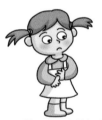

배는 아프지 않은가?

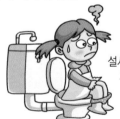

설사는 나지 않는가?
그리고 두통은?

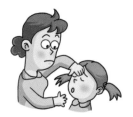

열은 없는가?

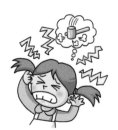

머리의 상태는?

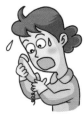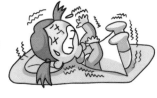

끝으로, 경련 따위가 일어나지 않았는가?

구토를 일으키게 하는 병은 여러 가지가 있다. 계속해서 그치지 않을 때나 구토와 함께 지금까지 열거한 것과 같은 증상이 있을 때는 지체 말고 병원으로! 이 때, 토한 것을 의사에게 보여 준다.

기도의 확보

의식이 없어지면 혀뿌리 쪽이 숨통을 막아 버리므로, 그
것을 예방하는 방법이다.
호흡이 막힐 때나 정상이 아닐 때는 숨이 잘 통하도록
기도를 확보하는 것이 급선무인데, 인공 호흡을 시킬 때
는 반드시 기도를 확보하고 난 후에 실시해야 한다.

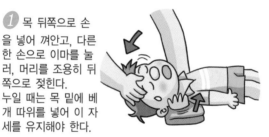

1 목 뒤쪽으로 손
을 넣어 껴안고, 다른
한 손으로 이마를 눌
러, 머리를 조용히 뒤
쪽으로 젖힌다.
누일 때는 목 밑에 베
개 따위를 넣어 이 자
세를 유지해야 한다.

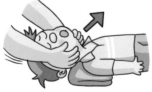

2 아래턱 양쪽 가장자
리를 손으로 잡고, 아래
턱을 위턱보다 앞쪽으로
내밀게 한다.

어린이인 경우

입 안에 손가락을 넣어 아래턱을 앞쪽으로 내밀게 하고, 혀도 앞으로 내밀게 한다.
입 안에 음식물이 남아 있지 않는가를 확인할 것.

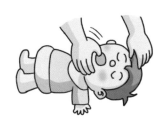

토했을 때

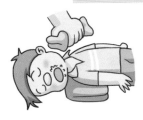

❷(왼쪽 페이지)의 방법으로 기도를 확보하고, 얼굴을 옆으로 돌려 놓는다. 입 안을 깨끗하게 해 준다.

식중독에 걸렸을 때

식중독은, 원인이 되는 세균을 묻은 음식을 먹었을 때나 독이 있는 음식을 먹었을 때나 상한 음식을 먹었을 때 일어난다는 것은 여러분도 잘 알고 있지요?

여름부터, 특히 장마철에 갑자기 많아지는데, 겨울이라 해서 안심할 수는 없지요.

자, 이럴 때는 어떻게 해야 할까요?

먹은 후 시간이 얼마 지나지 않은 경우

미지근한 물을 마시게 하여, 어떻게든 먹은 것을 전부 토하게 한다.

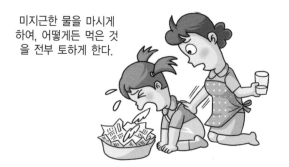

먹은 후, 3시간 이상 지났을 때

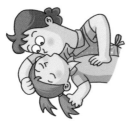

호흡 마비가 나타나면,
인공 호흡을 시킨다.

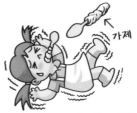

경련이 일어났을 때는 혀를
깨물지 않도록 숟가락 등에
가제를 감거나 해서 어금니
에 물린다.

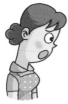

구토나 설사가 심할 때는
탈수 증세가 나타나지 않
도록 수분을 섭취시킨다.

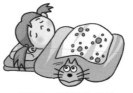

온몸을 따뜻하게 하여
쇼크 증상이 일어나지
않도록 한다.

식중독은 여러 가지 유형이 있지만 먹은 것이 이
상하다고 생각되었을 때는 지체없이 병원으로 가
야 한다!

감염성 식중독

발열과 함께 복통, 구역질, 설사 따위의 증상이 있고,
심하면 죽는 경우도 있다. 식품의 색깔, 모양, 맛 따위
로는 구별할 수 없으므로 까다로운 식중독이다.

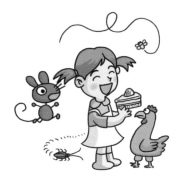

살모넬라균의 중독
바퀴벌레, 파리, 쥐,
닭 따위가 감염원

장염 비브리오균의 중독
바닷물 속에서 번식하는
균으로, 날것의 어패류가
감염원

독소형 식중독

현기증이 난다거나 물체가 둘로 보인다거나 멍청해진다
거나 가슴이 답답해지는 따위의 증상이 일어난다.

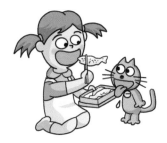

보툴리너스균의 중독
절여 놓았던 생선을 그
냥 날것으로 먹었을 때
곧잘 생기는 증상이며,
치사율이 높다.

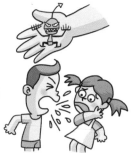

포도 구균의 중독
손에 염증이 있는 사람이
만진다거나 편도선염에
걸린 사람의 기침이나 재
채기가 식품에 감염되어
일어난다.

감염성 식중독

상한 음식을 먹어서 일어나는 중독. 습기가 많은 여름철이나 몸이 허약할 때 많이 일어나고, 며칠 동안 가벼운 복통이나 설사가 나는 정도이므로 별 위험은 없다.
냉장고에 넣어 둔 것이니까 염려 없다고 생각하여 너무 믿고 먹다가 생기는 경우도 많으므로 주의할 것.

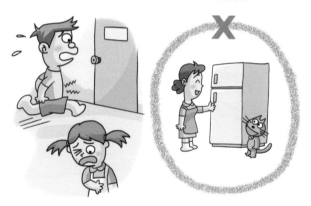

자연독 중독

복어의 중독
식후 30분~4시간 사이에
증상이 나타나기 시작하는데,
구토·설사·입이나 혀의 마
비·호흡 곤란 등 매우 위험
한 중독으로, 치사율도 높다.

모시조개나 굴의 중독
식후 2~3일 만에 가슴이
나 어깨에 조그마한 피하
출혈의 증상이 나타난다.

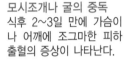

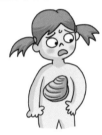

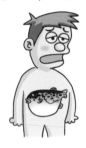

독버섯의 중독
종류에 따라 증상이나 나타
나는 시간이 다른데, 증상
이 늦게 나타날수록 위험하
게 되는 수가 많다.

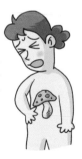

화상을 입었을 때

　폭죽이 튀어서 입은 조그마한 화상! 뜨거운 물을 뒤집어써서 입은 큰 화상!

　그리고, 과학 실험 때 화학 약품으로 화상을 입은 경우도 있습니다.

　사람은 몸의 절반을 화상을 입으면 살 수 없다고 하니까 조심하세요!

　자, 이럴 때는 어떻게 해야 할까요?

1 수도물이 직접 환부에 닿지 않도록 조심해서, 세면기에 물을 받아 30분 정도 계속해서 담근다.

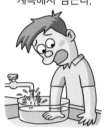

2 물이 미지근해지면, 얼음을 넣어 물을 차게 해서 담근다.

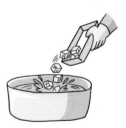

❸ 냉수 찜질을 충분히 하고 나서, 문질러지지 않도록 물기를 닦아낸 후, 거즈를 대고 붕대를 감는다.

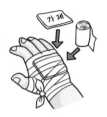

물집이나 껍질은 벗기지 말도록.

살갗에 달라붙은 옷을 억지로 떼내지 않도록.

연고를 쓰지 않도록. 치료가 곤란해진다.

세균 감염의 위험이 있는 참기름이나 된장·간장 따위는 절대로 바르지 않도록!

큰 화상을 입었을 때는 먼저 찬물로 목욕을 하여 전신을 차게 한 후 옷을 입지 말고, 물을 닦아내지 않은 채로 급히 병원으로 가야 한다!

화학 약품에 화상을 입었을 때

1 차게 하기 이전에 먼저 약품을 씻어낸다.

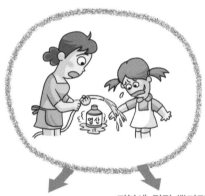

옷 위로 약품이 뿌려졌을 경우 옷에 물을 끼얹어 약품을 씻어낸 후 옷을 벗긴다.

피부에 직접 뿌려졌을 경우 물이 미지근해도 상관없으니까, 계속해서 30분 이상 물로 씻어낸다.

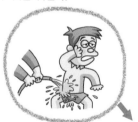

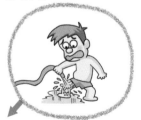

약품을 씻어낸 후, 병원에서 치료를 받도록 한다.

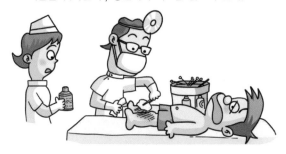

✚산이나 알칼리에 화상을 입었을 때는 중화시키는 것이 급선무이다. 산일 경우에는 중조수로, 알칼리의 경우에는 초산을 이용하게 되지만, 처치 방법이 어려우므로, 약품을 씻어낸 후에는 병원으로 가서 치료를 받도록 한다.

쇼크 증상의 치료

혈액의 흐름에 이상이 생기고, 심장에 피가 없어지는
상태를 쇼크 증상이라고 한다.

쇼크 증상이
일어나면

식은땀이 나거나

안색이 창백해지고,

맥박이 약해지고,

토하는 경우도 있으므로 주의가
필요하다.

1 발을 높게 하여, 혈액을 심장으로 되돌아가게 한 후, 발을 높게 괸 상태로 자게 한다(쇼크 체위라고 한다).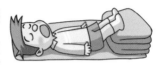

2 담요 따위로 온몸을 싸고, 체온을 유지하도록 해서, 쇼크 체위로 누인다. 병이나 부상으로 체온을 잃어서 쇼크 증상을 일으키는 경우가 많으므로 주의해야 한다.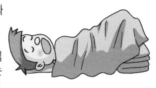

3 갑자기 토하는 경우도 있으므로, 기도를 확보하고 편안하게 누워 있도록 한다.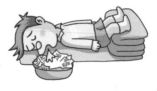

✚쇼크 증상을 일으켰을 때는 격려해 주는 것도
잊지 말아야 한다!

벌레에 물렸을 때

벌레에게 쏘이거나 물리면 아프고 가렵고, 게다가 부어오르는데, 이것은 벌레가 물 때 침에서 개미산이라는 액체를 뿜어내기 때문입니다.

암모니아수로 중화시키면 증상을 가라앉게 할 수가 있다고 하는데….

자, 이럴 때는 어떻게 해야 할까요?

1 물린 곳을 물로 깨끗이 씻는다.

2 암모니아수를 발라 개미산을 중화시킨다. 암모니아수가 없을 때는 소변으로 대신해도 된다.

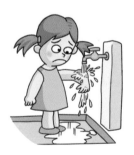

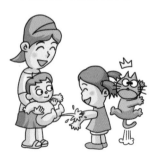

꿀벌, 독나방에게 쏘였을 때

꿀벌에게 쏘였을 때 항히스타민 연고를 바른다.

독나방에게 쏘였을 때 쏘인 주위를 비누로 깨끗이 씻은 후, 항히스타민 연고를 바른다.

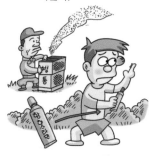 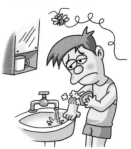

✚ 항히스타민 연고 − 알레르기성 질환, 즉 가려움증을 치료하는 약

두드러기가 났을 때

몸 여기저기에 징그럽게 돋아나는 반점, 가려움증, 구토증, 두통, 설사가 일어나는 두드러기!
원인은 음식물의 알레르기이므로, 위나 장을 비우는 것이 최선이라고 하는데….
자, 이럴 때는 어떻게 해야 할까요?

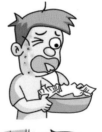

1 구토나 설사가 날 때는 참지 말고 나오는 대로 토하거나 화장실을 간다.

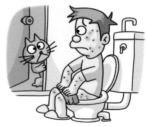

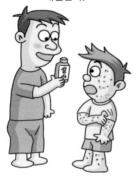

② 자연스럽게 나오지 않을 때는 설사약을 먹어 시원하게 배설한다.

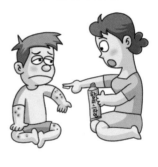

③ 두드러기에는 항히스타민 연고를 발라 준다.

부스럼이 났을 때

톡 불거져 나와 속이 곪아 몹시 아픈 부스럼!

털구멍 안으로 들어간 세균이 원인이라는 것을 알고 있습니까?

사람의 온몸에는 털구멍이 있습니다. 그러므로, 여기저기에 부스럼이 생기는 것입니다.

자, 이럴 때는 어떻게 해야 할까요?

❶ 부스럼이 났을 때는 항생 물질이 든 연고를 듬뿍 바르고 그 위에 살균·소독용 약으로 찜질을 한다. 흐늘흐늘해져서 고름이 생기면, 주위를 눌러 고름을 짜낸 후 처치를 한다.

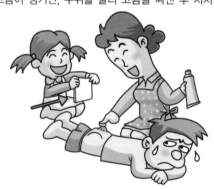

❷ 얼굴 따위에 작은 물집이나 노란 부스럼 딱지가 생기는 경우가 있는데, 거기에서 나오는 진물이 다른 곳에 묻지 않도록 항생 물질이 든 연고를 두껍게 바르고 부스럼이 난 부분 전체를 감싸듯이 붕대를 감는다.

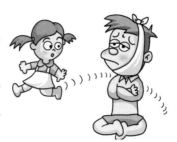

얼굴에 부스럼이 있을 경우에는 음식을 먹을 때도, 환부가 많이 움직이지 않게 한다.

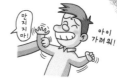

가렵더라도 직접 손을 대지 않는다.

몸에 났을 때는 너무 많이 돌아다녀, 자극하지 않도록 한다.

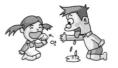

단 것은 먹지 않도록!

피부병이 옮았을 때

피부병이 옮으면 가렵고, 붉은 반점이나 물집이 생기고, 짓무르기도 하지요. 두통이나 열이 나는 경우도 있습니다.

주위에 있는 것으로는 가구나 장난감의 칠이나 화학 섬유의 옷도 원인이 된다고 합니다.

자, 이럴 때는 어떻게 해야 할까요?

1 물이나 비누로 깨끗하게 씻는다.

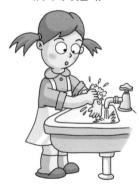

2 부신 피질 호르몬이 든 연고를 바른다.

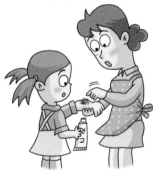

❸ 파우더를 바른다.

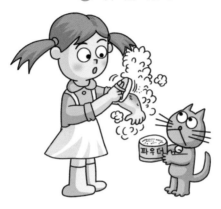

✚ 무엇에 접촉해서 옮았는지 원인을 알아본다.
옛날에 만져서 옮은 적이 있는 물건은 건드
리지 않도록 한다.

고추가 지퍼에 끼였을 때

"아이구, 아파!" 이것만은 남자 어린이밖에 모르는 아픔!

하지만 급할 때…, 당황했을 때… 의외로 자주 생기는가 봅니다.

덜렁거리는 어린이가 곁눈질을 하면서 무턱대고 지퍼를 올리다간…!

자, 이럴 때는 어떻게 해야 할까요?

지퍼가 잘 열리지 않을 경우에는

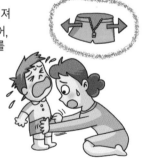

1 지퍼 위쪽에 벌어져 있는 부분을 힘을 주어, 좌우로 당겨서 지퍼를 내린다.

❷ 근처에 식용 기름이 있으면 지퍼에 발라 살며시 내린다.

❸ 아무리 해도 내려지지 않을 때는 가위로 지퍼가 있는 부분만 남기고 바지를 잘라내어 살며시 벗긴다.

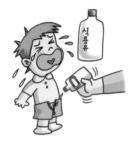

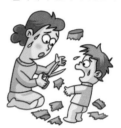

❹ 만일, 상처가 나 있을 때는 소독을 하고, 머큐로크롬 따위를 발라 둔다.

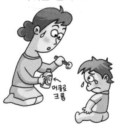

당황하지 말 것! 억지로 빼려 하지 말 것!

감기에 걸렸을 때

"규칙 바른 생활, 균형 있는 식사, 몸을 차게 하지 않는다!"

이것은 감기의 예방법이기도 합니다. 감기의 원인은 바이러스와 추위!

바이러스에 대한 저항력이 약해져서 염증이 생기는 것이 감기이니까요.

자, 이럴 때는 어떻게 해야 할까요?

감기에 걸렸을 때는 옷을 약간 두껍게 입어 몸을 따뜻하게 한다.

영양분이 있는 따뜻한 식사를 하고,

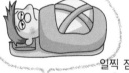

일찍 잠자리에 들어 몸을 쉬도록 하자.

✚감기약은 조금이라도 감기의 징후가 느껴지면 곧바로 먹는 것이 효과적이다.

유행성 감기

유행성 감기에 걸렸을 때는 갑자기 고열이 나고 머리가 아프며,

기침이 심하게 날 뿐만 아니라 근육통도 일어난다.

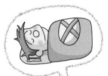

이럴 때는 먼저 물베 개나 얼음 베개로 열 을 내리게 한다.

기침이나 열을 진정 시키는 약을 먹는다.

따뜻하게 하고 안정을 유지하는 것이 중요하다.

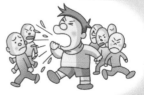

감기에 걸린 사람이 남들 앞에 서나 사람이 많이 모인 곳에서 기침이나 재채기를 하는 것은 바이러스를 살포하고 있는 것과 마찬가지이다. 마스크를 하는 따위의 교양도 중요한 일이다.

일사병·열사병에 걸렸을 때

일사병이나 열사병은 몇 가지 원인이 겹쳐서 일어나는 것이므로 판별하기 어렵습니다.

목이 마르고, 구역질이나 복통이 일어나면 위험 신호!

몸 안에 있는 소금기가 땀과 함께 배출되어 통증을 동반하는 경련까지 일어납니다.

자, 이럴 때는 어떻게 해야 할까요?

1 목이 구부러지거나 머리가 흔들리지 않도록 해서, 가능한 한 빨리 서늘한 곳으로 옮긴다.

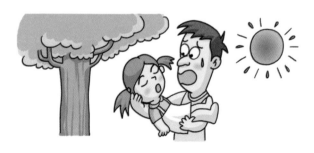

② 옷을 느슨하게 하여 몸의 열을 발산시키고, 머리를 차게 한다.

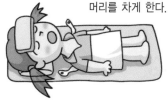

③ 열이 심할 때는 발가벗겨서 물이나 알코올로 몸을 닦아, 몸에 축척된 열을 없애서 빨리 체온이 내리게 한다.

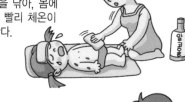

④ 차가운 소금물(물 1리터에 소금 0.9그램)이나 중조수(물 1리터에 중조 2그램)를 마시게 한다.

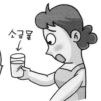

소금물

호흡이 곤란해지면 급히 병원으로 가야 한다!

일사병

일사병 뜨거운 햇볕이 내리쬐는 곳에서 돌아
다니거나 운동을 했을 때 걸린다.

몸이 피로하고 구역질이 나거나 맥박이 빨라지고
머리가 아프다.

열사병

열사병 한여름에, 옥외의 밀폐된 곳(자동차 안
따위)에 있을 때, 몸의 열이 발산되지
못해 일어난다.

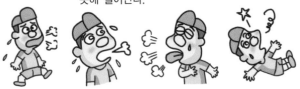

체온이 갑자기 올라가, 눈동자가 커지고 맥박이
빨라지며, 의식을 잃기도 한다.

102

열피로

열피로 습도가 높고 공기가 나쁜 곳(무더운 날 의 전철 안 따위)에서 일어난다.

피부가 차가워지고, 온몸에 식은땀이 흐르고, 얼굴색이 창백하며, 그 외에 맥박이 빨라진다.

안정시킬 때 누이는 방법

원인이나 증상을 모를 때는, 위를 보게 해서 편안하게 누인다.

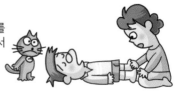

복부의 부상이나 심한 복통일 때는, 복부의 긴장을 완화시키도록 편안하게 누인다.

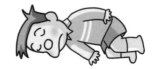

쇼크 증상일 때나 발 쪽에서 출혈이 심할 때는, 머리 쪽으로 피를 보내기 위해 발을 높게 한다.

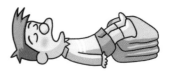

머리나 목, 가슴 따위에 상처를 입거나 뇌내 출혈이 있었을 경우는, 쇼크 증상일 때와는 반대로 상반신을 높게 한다.

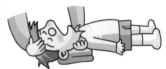

천식 발작 따위의 호흡 곤란이나 숨이 찰 때는, 이불 따위를 포개 놓고, 기대듯이 해서 앉는다.

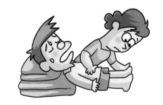

의식을 잃었을 때나 입에 상처가 났을 때, 구토증이 있을 때는 기도를 확보한다.

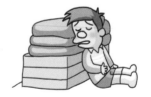

멀미가 날 때

　보통때에는 멀미를 하지 않는 사람도, 피로하거나 속이 거북할 때는 멀미가 나는 수가 있습니다. 그러므로, 출발하기 전에는 건강 상태를 조절해 놓도록.
　오늘은 즐거운 버스 소풍… 아니, 벌써 속이 메스꺼워졌다고요?
　자, 이럴 때는 어떻게 해야 할까요?

❶ 멀미가 날 것 같을 때는 될 수 있는 대로 옆으로 누워서 차의 진행 방향으로 머리(다리 쪽도 좋다)를 향하게 한다.

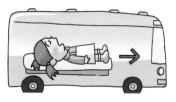

❷ 눕지 못할 때는 위를 보고 기대거나 옆으로 좌석에 기대앉아, 얼굴이나 가슴을 차가운 수건 따위로 식힌다.

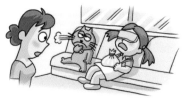

3 구역질이 심할 때는 억지로 참으려 하지 말고 시원스럽게 토해낸 뒤, 양치질을 해서 입 안을 개운하게 한다.

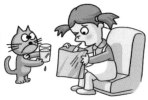

✚ 자신이 없는 사람은 미리 멀미약을 먹어 두는 것이 좋다.

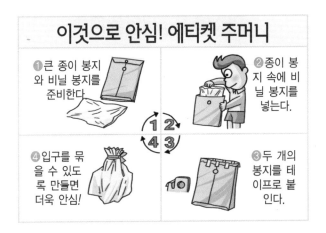

이것으로 안심! 에티켓 주머니

1 큰 종이 봉지와 비닐 봉지를 준비한다

2 종이 봉지 속에 비닐 봉지를 넣는다.

4 입구를 묶을 수 있도록 만들면 더욱 안심!

3 두 개의 봉지를 테이프로 붙인다.

가스 중독이 되었을 때

가스는 중독도 되지만, 폭발도 하므로 대단히 위험합니다.

방 안에서 관자놀이가 지끈지끈하거나 계속해서 하품이 난다거나 현기증이 나는 것은 가스 중독의 위험 신호라는 증거!

자, 이럴 때는 어떻게 해야 할까요?

가스에 중독되었을 때

1 먼저 가스 밸브를 잠근다.

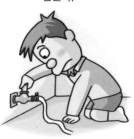

2 즉시 밖으로 나가거나 창문을 열어 신선한 공기를 들이마신다.

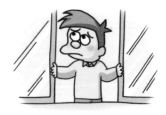

가스 중독을 발견했을 때

1 물에 적신 물수건으로 입과 코를 가린다.

2 창문을 열어 환기를 시킨다.

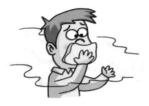 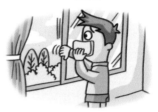

3 가스 밸브를 잠근다.

4 옷을 느슨하게 하여 편안하게 누인 후 상태를 관찰한다.

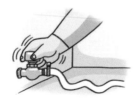 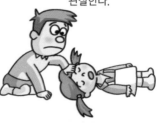

 가스 중독이 되었을 때, 발견되었을 때는 즉시 병원으로 가야 한다!

전기에 감전되었을 때

　인간의 체중의 절반 이상이 수분의 무게란 것을 알고 있지요? 그리고 수분이 많은 물체는 전류를 잘 통하게 한다는 것도 알고 있을 것입니다.

　그러므로 인간의 몸은 전류를 아주 잘 통하게 합니다. 즉, 감전이 잘 된다는 말입니다. 만일, 감전된 사람을 발견했다면….

　자, 이럴 때는 어떻게 해야 할까요?

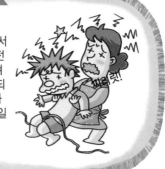

감전된 사람에게는, 당황해서 건드리지 않도록 한다. 감전된 사람은 경련을 일으키며 전원에 빨려 들어간 꼴이 되어 있고, 몸 안에는 전기가 흐르고 있다. 이중 사고가 일어나지 않도록 주의할 것!

1 처치보다도 전원을 끊는 것이 급선무. 콘센트를 뽑거나 차단기를 내리는 것이 가장 빠른 방법으로, 일단 전류의 흐름을 막는다.

2 전원을 끊지 못할 때는 감전된 사람을 전원으로부터 (사람을 전원으로부터) 멀리 한다. 고무 장갑, 고무 장화를 착용하고, 담요 따위를 깔고 그 위에 올라가 나무나 대나무 막대기 따위의 전기가 통하지 않는 것을 사용한다.

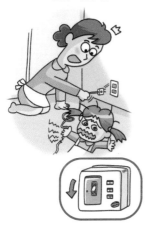

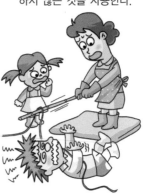

감전되었을 때의 처치

감전된 사람을 갑자기 움직이지 말고, 전신의 상태를 세밀하게 관찰한다.

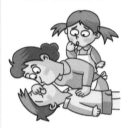 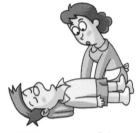

호흡이 멈춰 있으면 충격으로 멈춰진 경우가 있으므로 인공 호흡을 한다.

의식이 없으면 호흡을 쉽게 할 수 있도록 기도를 확보해서 누인다.

전류가 들어간 곳과 나간 곳은 겉으로 봐서는 모르지만, 깊은 상처(화상)를 입고 있는 것이므로, 얼음 찜질을 한다.

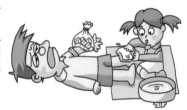

✚시일이 경과함에 따라 화상이 깊어지는 경우가 있으므로, 병원을 찾도록 한다.

우리 집의 안전 체크

불이나 뜨거운 것은 가스 렌지나 난로 주위에 불에 타는 물건은 없는가? 다리미나 보온병은 어디에 다 두었는가?

높은 곳에 있는 물건은 떨어 질 물건은 없는가? 조명 기 구는 단단하게 붙어 있는가?

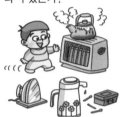

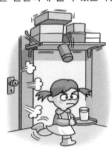

전기 기구는 플러그나 코드는 잘못된 것은 없는가? 문어발 식 배선은 되지 않았는가?

가스 기구는 가스관에 금이 간 곳은 없는가? 환기는 잘 되고 있는가?

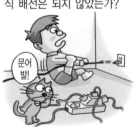

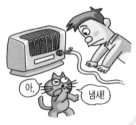

경련·경풍을 일으킬 때

경련·경풍은 감기나 폐렴, 홍역 따위로 높은 열이 났을 때의 열성 경련 외에 소화 불량이나 변비일 때도 일어나는데, 특히 어린 아이에게 일어났을 때에는 주의가 필요합니다.

자, 이럴 때는 어떻게 해야 할까요?

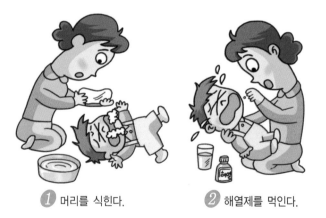

❶ 머리를 식힌다.　　　❷ 해열제를 먹인다.

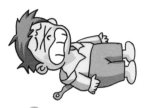

③ 옷을 느슨하게 한다.

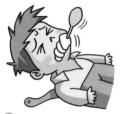

④ 혀를 깨물지 않도록, 소독저나 숟가락에다 가제를 감아서 어금니에 물린다.

⑤ 토했을 때는, 숨통으로 들어가지 않도록, 옆으로 누인다.

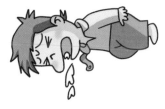

✚ 경련을 일으켰을 때, 가구의 모서리 따위에 부딪쳐 상처가 나는 경우도 있으므로 주의할 것.

경련이 일어날 때는 열경련 이외에 내출혈이나 뇌종양 따위의 우려도 있으므로, 급히 병원으로! 특히 경련이 오래 계속되거나 자주 반복할 때는 주의가 필요하다.

인공 호흡을 할 때

  '인공 호흡'이라고 하면, '아, 그것!' 하고 금방 연상할 수 있을 것입니다. 하지만, 실제로 해 본 사람은 그리 많지 않은 것 같습니다.
  그러나, 인공 호흡이 필요할 때는 매우 위급한 경우입니다! 그러므로 한 번쯤 연습해 두는 것도 바람직합니다.
  자, 그럴 때는 어떻게 해야 할까요?

  호흡이 멎으면, 혈액 안의 산소가 부족해져서, 몸 속의 여러 가지 기관에 이상이 생긴다. 특히 심장이나 뇌는 산소가 필요한 기관이므로 빨리, 그리고 충분한 산소를 공급해 주어야 한다. 그러기 위한 방법이 인공 호흡인 것이다.

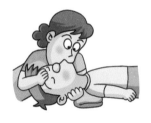

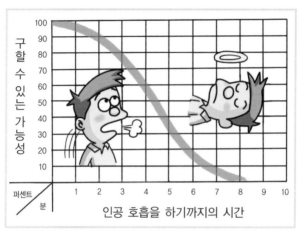

위의 표를 보면, 호흡이 멎고 나서 1분 이내에 인공 호흡을 하면, 대부분의 경우는 살아날 수 있으나 4분 후에 개시했을 때는 절반, 또 8분이 지난 후에 인공 호흡을 했을 경우에는 거의 살아날 희망이 없다는 것을 알 수 있다.

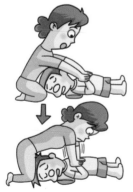

입으로 하는 인공 호흡

최초의 2~3회는 약간 빠르게, 그 후에는
어른은 5초에 1회, 어린이는 3초에 1회.

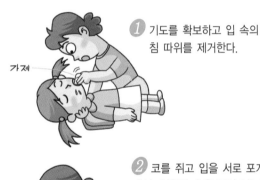

거제

1 기도를 확보하고 입 속의
침 따위를 제거한다.

2 코를 쥐고 입을 서로 포개어
대어, 천천히 숨을 불어 넣는다.
입을 다친 사람에게는 코를 통해
숨을 불어 넣는다.

❸ 불어 넣은 숨이 들어갔는가는 가슴이
부풀어오르는 것으로 확인한다. 숨을 내쉬는
것을 확인하는 방법은 볼을 입에다 대 본다.

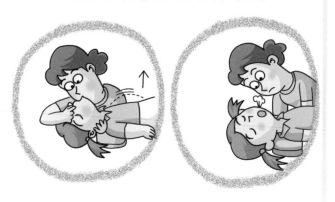

손으로 하는 인공 호흡

❸~❺의 동작을 1분간에 12회 정도 반복한다.

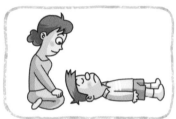

❶ 위를 보고 누운 사람의 머리 쪽에 무릎을 꿇고 앉는다.

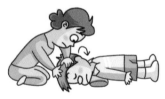

❷ 누인 사람의 머리를 옆으로 향하게 하여, 숨을 내쉬기 쉽도록 한다.

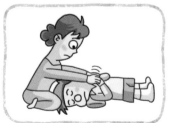

❸ 두 손으로, 누워 있는 사람의 양쪽 손목을 잡고, 가슴뼈(늑골) 중앙부에 놓는다.

4 가슴 위의 손목을 쥔 채 허리를 살며시 들어, 위로 덮치듯이 자기의 팔꿈치가 수직이 될 때까지 누른다.

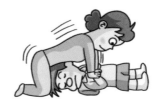

5 허리를 원래 위치로 되돌리고, 잡았던 두 손을 그대로 위로 들어올린다.

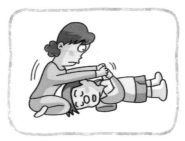

상비해 놓아야 할
약품 · 기구 · 연락처

비상시 연락 카드	
경찰서	**112**
화재 · 구급차	**119**
보건소	○○○-○○○○
응급 병원	○○○-○○○○
병 원	○○○-○○○○

가족의 연락 카드		
이 름	혈액형	전화 번호
이홍식	O	○○○-○○○○
오영희	B	○○○-○○○○
이수미	AB	○○○-○○○○
이승현	A	○○○-○○○○

✚구급 상자 안에는 가족의 연락처 외에, '비상시'에
필요한 전화 번호를 적은 카드를 넣어 두도록 한
다. 구급차를 부르는 요령도 적어 두면 편리하다.

처치에 필요한 재료

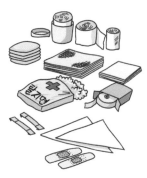

- 붕대(너비가 다른 것으로 2~3종류)
- 탄성 붕대
- 망사 붕대
- 삼각건
- 가제
- 탈지면
- 반창고
- 1회용 반창고
- 기름 종이
- 붕대 고정핀

처치에 사용하는 기구

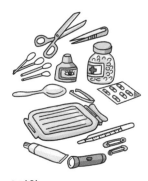

- 가위
- 핀셋
- 면봉
- 족집개
- 숟가락(혀를 누르거나 입에 물릴 때 사용)
- 얼음 주머니
- 체온계
- 소형 전지

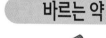

먹는 약

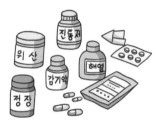

바르는 약

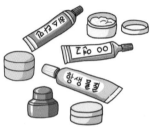

- **진통제**(통증을 완화시킨다—암씨롱, 타이레놀, 펜잘정, 게보린, 미이드린, 사리돈 따위)
- **해열제**(약방에서 팔고 있는 약은 진통과 해열의 두 가지 효과가 있으므로, 진통제만 있으면 된다)
- **건위제**(위의 상태가 나쁠 때 먹는다)
- **정장제**(장의 상태가 나쁠 때 먹는다)
- **완화제**(대변을 무르게 하거나 때로는 설사시키는 약)

- **암모니아수**
- **올리브유**
- **항생 물질 연고류**(긁히거나 할퀴어서 생긴 상처 때)
- **부신 피질 호르몬 연고류**(피부병, 짓물렀을 때)
- **항히스타민 연고류**(벌레에 물렸을 때)

소독약

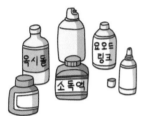

- 소독력을 가진 비누액
- 옥도 정기
- 옥시돌
- 붕산
- 중조(탄산수소나트륨)

기타 약제

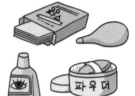

- 찜질약
- 안약
- 술파제(세균성 질환에 쓰이는 화학 요법제-가루약)

구급차 부르는 법

① 119에 전화를 건다.

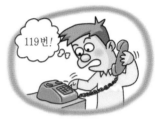

② 화재인지 긴급 사항인지를 분명히 해서 구조를 요청한다.

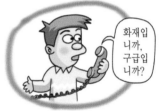

③ ××구 ××동 ××번지 ××아파트 ××호의 ○○○입니다. 하고, 이쪽의 주소·이름을 정확하게 알려 준다.

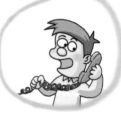

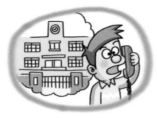

④ 공원이나 큰 건물, 학교 따위의 목표로 삼을 만한 것을 말하고 '오른쪽' '왼쪽'을 정확하게 가르쳐 준다.

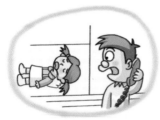

⑤ 자기가 다친 것인지 가족의 누군가가 구급을 요하는지, 사고의 내용·상태를 상세하게 말한다.

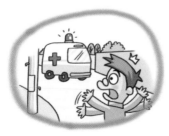

⑥ 알려 준 목표가 되는 곳까지 마중을 나가 있는 것이 바람직하다.

119 응급 처치 도감

펴낸이/이홍식

발행처/도서출판 지식서관

등록/1990.11.21 제96호

경기도 고양시 덕양구 벽제동 564-4

전화/(031)969-9311(대)

팩시밀리/(031)969-9313

e-mail/jisiksa@hanmail.net

초판 1쇄 발행일 / 2014년 7월 20일

초판 2쇄 발행일 / 2017년 1월 25일